正确认识骨结核

Correct Understanding of Bone Tuberculosis

主　编　秦世炳

副主编　甘昭平　石仕元　王文胜　张文龙　朱昌生

科　学　出　版　社

北　京

内 容 简 介

本书通过专家问答的形式来解答骨与关节结核的常见疑问，用通俗易懂的语言和图文并茂的形式解读什么是骨结核、如何预防骨结核；通过哪些症状、做何种检查来诊断骨结核；得了骨结核该如何规范化治疗以及治疗效果如何、能否彻底治愈，使读者对骨结核从发病到彻底治愈有更清晰、更深刻的认识，从而找到治疗骨结核的正确方法，少走弯路，更有信心去正视疾病、战胜疾病。本书适于感染科医师、骨科医师、基层医务工作者、骨结核患者及其家属阅读参考。

图书在版编目（CIP）数据

正确认识骨结核/秦世炳主编. —北京：科学出版社，2021.4
ISBN 978-7-03-068479-0

Ⅰ.①正… Ⅱ.①秦… Ⅲ.①骨关节结核－诊疗 Ⅳ.①R529.2

中国版本图书馆CIP数据核字（2021）第053761号

策划编辑：郭 颖 / 责任校对：郭瑞芝
责任印制：赵 博 / 封面设计：龙 岩

版权所有，违者必究，未经本社许可，数字图书馆不得使用

科学出版社 出版

北京东黄城根北街 16 号
邮政编码：100717
http://www.sciencep.com

三河市春园印刷有限公司 印刷
科学出版社发行 各地新华书店经销

＊

2021 年 4 月第 一 版 开本：850×1168 1/32
2021 年 4 月第一次印刷 印张：2 1/4
字数：58 000

定价：29.80 元

（如有印装质量问题，我社负责调换）

编 委 名 单

主 编　秦世炳　首都医科大学附属北京胸科医院

副主编　（以姓氏汉语拼音为序）

　　　　甘昭平　陕西省结核病防治院（陕西省第五人民医院）

　　　　石仕元　杭州市红十字会医院（浙江省中西医结合医院）

　　　　王文胜　内蒙古自治区第四医院（内蒙古自治区结核病
　　　　　　　　防治研究所）

　　　　张文龙　天津市海河医院

　　　　朱昌生　西安市胸科医院

编 委　（以姓氏汉语拼音为序）

　　　　曹艳华　首都医科大学附属北京胸科医院

　　　　地里下提·阿不力孜　新疆维吾尔自治区胸科医院

　　　　董伟杰　首都医科大学附属北京胸科医院

　　　　范　俊　首都医科大学附属北京胸科医院

　　　　范永德　《结核与肺部疾病杂志》编辑部

　　　　费　骏　杭州市红十字会医院（浙江省中西医结合医院）

　　　　兰汀隆　首都医科大学附属北京胸科医院

　　　　雷国华　首都医科大学附属北京胸科医院

　　　　李　元　首都医科大学附属北京胸科医院

　　　　刘丰胜　河北省胸科医院

　　　　马皎洁　首都医科大学附属北京胸科医院

　　　　蒲　育　成都市公共卫生临床医疗中心

　　　　唐　恺　首都医科大学附属北京胸科医院

　　　　唐　亮　天津市海河医院

　　　　王　恒　首都医科大学附属北京胸科医院

　　　　王传庆　山东省胸科医院

　　　　严广璇　首都医科大学附属北京胸科医院

　　　　张　强　广州市胸科医院

前　言

经过多次推敲打磨，汇聚多个单位多名结核病专家的心血，这本书终于面世了。怀纳骨结核专业人士之精华而愈加求精，聚集骨结核大家之智慧而更显系统。

骨结核属于少见病，多数人只知道有肺结核而不知还有骨结核。本书采用问答的形式，从骨结核的背景—发病—诊断—治疗—预后这个系统的模式让您全面认识骨结核，消除对骨结核的恐惧，让您从精神上战胜骨结核。

本书图文并茂、通俗易懂，对骨结核早发现、早治疗有独到见解，并提出了行之有效的预防及治疗方法。

全书突出"自我"，通过阅读学习，能使读者在自己的努力下全面认识骨结核，以利于早发现、早治疗、早康复，将疾病带来的损害降至最低。同时本书讲究实用，力求做到易读、易懂、易操作。一书在手，犹如请了一位骨结核医学顾问，便于随时参考、查阅。

限于本书初次问世，不足之处在所难免，望广大读者批评、指正，待再版时完善。

秦世炳

首都医科大学附属北京胸科医院　主任医师

中国防痨协会骨结核专业分会　主任委员

目　　录

1. 什么是结核病？

结核病是由结核分枝杆菌感染引起的慢性传染病。

结核分枝杆菌可侵入人体全身各个器官，但主要侵犯肺脏，称为肺结核病或肺结核，俗称"肺痨""痨病"。

人体除了毛发、牙齿、指甲以外，其他任何部位都可以发生结核病，发生在不同器官的结核病就被称为该器官结核病（命名原则：器官或组织＋结核），比如，发生在骨骼的结核病称为"骨结核"，发生在肾脏的结核病称为"肾结核"等。

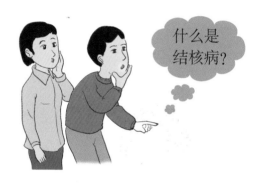

2. 什么是结核分枝杆菌？

结核分枝杆菌简称"结核杆菌"，在细菌分类上属于分枝杆菌属。

结核杆菌是一种古老的细菌，但直到 19 世纪中叶，在著名科学家巴斯德建立了传染性病原微生物学理论后，欧洲医学界才开始认识到结核病的传染性。1865 年，Villemin 发现结核病临床标本（痰、呼吸道分泌物等）可以感染家兔等动物。1882 年 3 月 24 日，德国科学家 Koch 宣布发现了导致结核病的病原微生物——结核杆菌。

下图是显微镜下结核杆菌的形态，类似长椭圆形杆状。

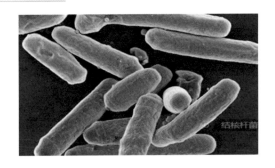

3. 结核病是怎么传播的？

肺结核病人咳嗽或打喷嚏时，把含有结核分枝杆菌的飞沫散播于空气中，健康人吸入含有结核分枝杆菌的飞沫，结核分枝杆菌进入健康人的肺部，黏附于肺泡内，随后被巨噬细胞吞噬，部分被巨噬细胞杀死了，部分没有被杀死，逃避了人体免疫系统的监视，潜伏下来。

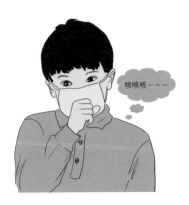

在人体的免疫系统较强时，结核分枝杆菌被抑制，潜伏在人体内，进入休眠状态，这时对人体没有伤害，也可能终身存在而不发病。

一旦人体的免疫力下降，免疫系统不能抑制结核分枝杆菌复制，结核分枝杆菌就开始活动，大量繁殖，达到一定数量和规模后就导致了结核病的发生。

但不是所有肺结核病人都具有传染性。只有痰液中含有活的结核分枝杆菌时才有传染性，痰液中结核分枝杆菌量越大，结核分枝杆菌的毒力越大，传染性越强。

4. 什么是骨结核？

骨结核是指发生在全身某一部位骨骼的结核病，如发生在脊柱的结核病称为"脊柱结核"，根据发生脊柱部位的不同，又分为"颈椎结核""胸椎结核""腰椎结核"等。

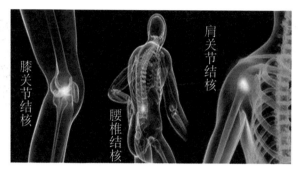

1904 年德国出土的新石器时代（公元前 10000—公元前 5000年）人的颈椎骨化石，发现有结核病变的存在。埃及第二十四王朝的木乃伊中也发现脊柱结核病变。

5. 骨结核在中医学里是一种什么样的疾病？

祖国医学并没有"骨结核"这个病名，但在很早就有这种疾病的记载，并把它归于"骨痨"范畴。中医学认为：本病多系身体虚弱，气血不足，致肝脾肾失调，.肉骨失养，筋骨不坚；或先天不足，骨骼柔嫩；或因跌打损伤，瘀阻经络，邪毒乘虚侵袭留于骨骼，致痰凝血滞而发病。痰瘀久而化热则形成脓肿，因脓液稀薄如痰，且可流窜他处，因此又称为"流痰"。根据病变部位的不同，名称不一，如发生在脊背部者称"龟背痰"，在腰椎两旁称"肾虚痰",在髋关节称"附骨痰",在膝关节称"鹤膝风",在踝关节称"穿拐痰"。

6. 骨结核是怎么发病的?

结核分枝杆菌多数由呼吸道中的原发病灶,经淋巴循环和(或)血液循环播散到全身各脏器,包括骨与关节,呈潜伏感染状态,一旦机体抵抗力下降,结核分枝杆菌进入活跃状态,则发病。

此外,血行播散性结核病也可直接通过血液循环播散到骨与关节组织。

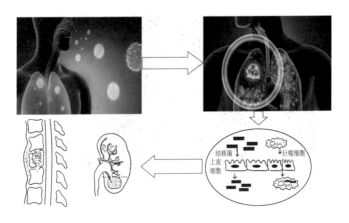

7. 什么是脊柱结核?

脊柱结核多数继发于肺结核,是结核分枝杆菌感染脊椎而引发的疾病。

在整个脊柱中,腰椎的活动度最大,因而腰椎结核的发生率最高,第二是胸椎结核,第三是颈椎结核,骶椎结核、尾椎结核则较为罕见。

在脊柱结核中,还有交界处的结核,如寰枢椎结核、颈胸椎结核、胸腰椎结核、腰骶椎结核,由于是跨节段结核,临床治疗相对较为困难。

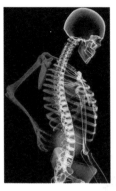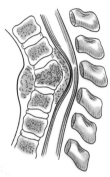

8. 脊柱结核最常见的不适是什么？

疼痛是脊柱结核最先出现的症状。

脊柱结核的早期，疼痛往往较为轻微，或者不明显，休息后可减轻，劳累后加重，容易误认为是腰肌劳损，或者"累着了"，其实不然，这是脊柱结核在及时提醒你呢！

随着疾病的发展，病程延长，不仅是活动后出现疼痛，休息中也出现疼痛，有的夜间疼痛更为明显。严重时会出现后背肌肉痉挛，这是脊柱结核典型的症状，后期腰大肌脓肿形成，并伴有全身不适，如低热、疲倦、消瘦、盗汗、食欲缺乏与贫血等。儿童常有夜啼、呆滞或性情急躁等。

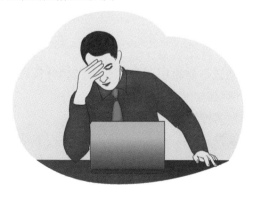

9. 什么是关节结核?

关节结核是结核分枝杆菌通过呼吸道或消化道侵入人体,并随着淋巴、血行播散到关节,在人体抵抗力低的时候发病形成的局部性结核病。

关节结核一般为单一关节,下肢常见的关节结核有髋关节结核、膝关节结核、踝关节结核等,上肢常见的关节结核有肩关节结核、肘关节结核、腕关节结核等。

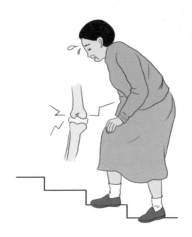

关节结核发病缓慢,常伴有午后低热,患处疼痛、压痛、叩痛及肌肉痉挛,关节活动受限。稍晚期形成不红、不热的脓肿,称"寒性脓肿";破溃以后,形成窦道,继发混合感染可出现关节强直。

10. 什么是耐药骨结核?

耐药骨结核,是指引起骨结核的结核分枝杆菌对抗结核药品产生耐药的情况。

通常分为两种情况。

(1)原发性耐药:病人感染时吸入体内的结核分枝杆菌本身已经对某一种或某几种抗结核药品耐药,这种情况属于原发性耐药骨结核。

（2）继发性耐药：骨结核病人在服用抗结核药过程中断续服药或不规则换药，或不能坚持服药，在治疗过程中出现的结核分枝杆菌耐药，属于继发性耐药骨结核。

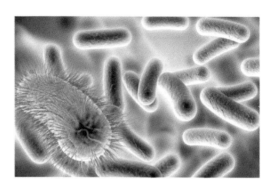

因此，骨结核病人一定要遵从医嘱，规律服用抗结核药品，尽可能避免或减少继发性耐药的发生。

11. 骨结核是怎么分期的？

根据骨结核病人病变发展的研究结果，骨结核可分为初期、极期和静止期。在这 3 期中，骨结核病人的临床表现也是不同的。

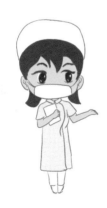

（1）骨结核初期：一般病程进展缓慢，会出现结核中毒症状。例如，病人出现微热、食欲减退、精神不振、盗汗等临床表现。

（2）骨结核极期：骨结核病人体内破坏病变占优势，中毒症状明显。局部症状加剧，出现畸形、肢体缩短等症状。严重时可发生关节脱臼及病理性骨折。寒性脓肿破溃至外面，形成瘘道，可经久不愈合。胸椎结核的椎旁脓肿可穿入胸腔或肺，引起脓胸、局限性胸膜炎、椎旁脓肿 - 支气管瘘、支气管播散等胸膜和肺部并发症。

（3）骨结核静止期（修复期）：骨结核病人的活动性基本消失，机体再生过程占据优势。此时一般情况好转，中毒症状随之消失，局部症状如疼痛、痉挛、肿胀等消失，瘘管愈合，但畸形永久存在。

12. 骨结核会传染吗？

结核病的传染性是由病人是否向体外排出带有活动性结核分枝杆菌的痰液、脓液等决定的，不是所有的结核病都具有传染性。

如果骨结核病人病变局部没有窦道、引流管等与外界相通，没有痰液或者脓液等排向体外，就不存在排菌的问题，因此不具有传染性。

如果骨结核病人病变部位出现皮肤破溃、慢性窦道持续流脓，排出的脓液中含有活的结核分枝杆菌，就具有一定的传染性，但由于不像肺结核那样产生飞沫，传染性相对较低。

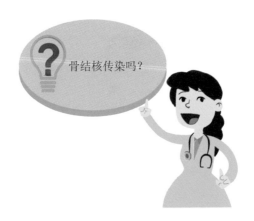

　　不论骨结核病人是否具有传染性，无论传染性大小，在接触病人的过程（包括医生护士做治疗、陪护人员为病人做生活护理）中，要注意避免接触脓液等，做好消毒，注意适当隔离，避免交叉感染。

　　另外需要注意的是，有些骨结核病人可能同时并发肺结核，需要进一步做相关的检查，以便确定是否有传染性。

13. 骨结核能预防吗？

　　骨结核多数继发于肺结核，因此，预防和治疗肺结核是关键！

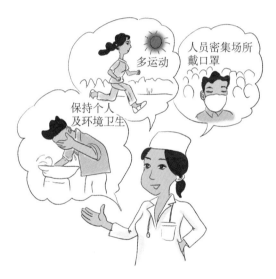

　　（1）控制传染源：及时发现排菌的肺结核病人，并进行强有效的化学治疗，对于开放性肺结核病人需要进行隔离，加强其排泄物及用具的消毒。做到早期诊断、早期治疗，控制传染源。

　　（2）切断传播途径：拒绝随地吐痰，肺结核病人少去人群密集的场所，外出时注意佩戴口罩。注意开窗通风，勤消毒，勤洗手。

（3）保护易感人群：儿童要及时接种卡介苗。平时注意锻炼身体，平衡饮食，避免长期熬夜，提高自身抵抗力。

14. 免疫力越强，越不会患骨结核吗？

结核杆菌感染破坏骨质主要是细菌感染后诱发的免疫性损害，和人体的免疫功能确实相关，但不是通过各种药品、食物一味地增加"免疫力"就可以预防或治疗骨结核及其他结核病。中医传统理论的阴阳调和可以用来理解西医研究中的免疫功能平衡，既要有效清除结核分枝杆菌和修复已经损伤的组织，也要控制局面，尽量避免对机体造成更多伤害。免疫失衡既可造成对抗结核分枝杆菌感染能力的下降，也可造成自身免疫损害的增加，此时临床上就会出现很多看似"健康"的人群患病，也会出现疾病进展时"伤敌一千、自损八百"的严重后果。

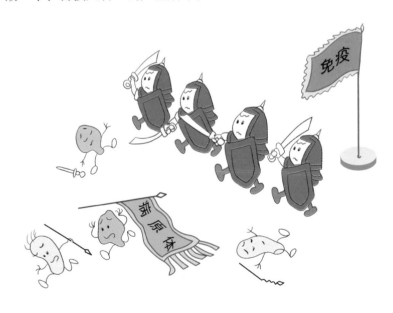

15. 怎样早期诊断骨关节结核？

骨关节结核起病隐匿，早期诊断较为困难。

但骨关节结核并不是完全悄无声息地发生，在发病早期，骨关节会发出种种求救信号，比如轻微的疼痛，睡觉醒来时感到轻微的僵硬等。

当骨关节结核出现早期症状时，应当引起重视，及时就医检查，防止疾病进一步恶化。

16. 骨关节结核常见的临床表现有哪些？

（1）疼痛：多为长期慢性疼痛，病史超过 2 周，常表现为局部疼痛或神经放射痛，间断性疼痛，休息后好转，活动后加重，夜间痛明显。

（2）畸形：因骨关节骨质破坏造成畸形，常见为脊柱后凸畸形。

（3）功能障碍：疼痛或者畸形造成活动受限，无法弯腰，四肢弯曲伸直受限等。

（4）局部肿胀、脓肿、窦道：位于浅表的部位如肩、肘、膝、踝、手足等容易出现肿胀或脓肿，当脓肿破溃时出现窦道。

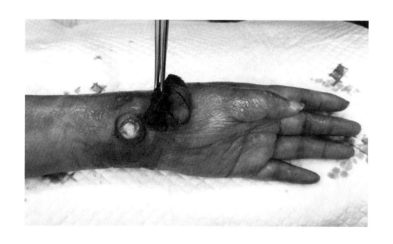

（5）低热、盗汗：多数病人存在低热和（或）盗汗，通常下午或夜间出现，一般体温在 37.5 ～ 38℃，偶有病人高热。

除上述典型症状外，颈椎结核病人可能会有吞咽困难症状，胸椎结核病人可能出现喘憋，呼吸困难，严重的脊柱结核病人可能出现截瘫，表现为双下肢无知觉、活动受限，有的还伴有尿潴留和（或）大便失禁。

17. 长期慢性腰痛，可能得了脊柱结核？

很多脊柱结核病人，尤其疾病早期，症状往往以慢性疼痛为主，病人误以为腰椎老化，就诊不积极，且门诊以慢性腰痛为主要症状的病人中 90% 以上是脊柱退行性疾病，包括腰椎间盘突出症、腰椎管狭窄、腰肌劳损等，造成很多医务工作者在初次接触这类病人时，也难以做出正确诊断，延误病情，错误治疗甚至进行手术，有时后果是灾难性的，难以补救，所以长期慢性腰痛一定小心脊柱结核可能。

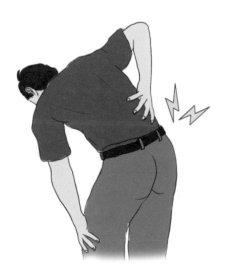

18. 如有不适，早期就诊是不是很重要？

虽然骨关节结核隐匿起病，但多数病人或轻或重都会有症状出现，如果及早发现，及早采取措施，多数病人可像正常人一样生活不受影响。相反，如果任其发展至晚期，会造成病人疼痛反复及加重，脓肿范围增大，更严重者会出现骨关节结构的破坏，严重影响日常活动甚至造成完全丧失自理能力而致残。

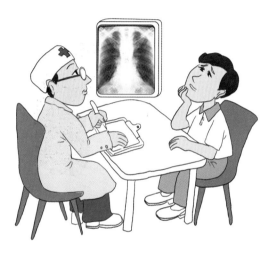

随着医疗技术的发展，骨关节结核相应的治疗手段越来越成熟，越早采取治疗措施方法越是简单，病人恢复的可能性越大，经济方面负担及治疗带来的创伤也越小，所以治疗一定要趁早。

骨关节结核属于少见疾病，容易误诊或漏诊，所以对于其诊治需要一定的时间，多数病人辗转多家医院，最后才确诊骨关节结核，所以病人一定要向医生详细地陈述自己的情况，同时医生要有足够的时间对病人进行详细的询问、检查，最后给出建议。

19. 哪些事情你必须告诉医生？

（1）你因为什么不适前来就诊？也就是你感到最不舒服的

症状是什么？

（2）你的症状最早是什么时间出现的？有没有直接原因？或者有没有诱发原因？比如扭了一下腰，摔了一跤？或者在搬运重物后？持续的时间有多久？

（3）有没有低热、盗汗等不适？

低热指体温达 37.5 ～ 38.4℃。

盗汗指非正常情况下睡眠中不知不觉出汗的现象。

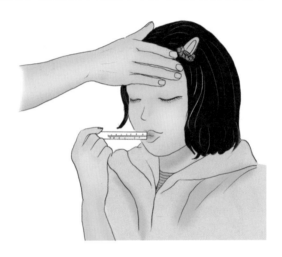

（4）有没有咳嗽、咳痰等不适？

（5）以前是否患有肺结核或结核性胸膜炎，是否接触过结核病人或生活在结核病疫区？

（6）以前做过什么样的检查？结果如何？最好将以往的检查资料随身携带，供医生参考。

（7）是否服用过抗结核药品？吃了多久？服用过哪些药，剂量多大？是否出现过不良反应？

（8）是否吸烟、喝酒？有无熬夜等不良习惯？

（9）你认为需要告诉医生的其他相关事情。

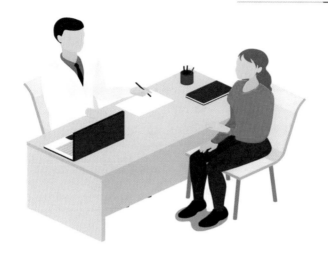

20. 骨关节结核病人如何检查？

骨关节结核的检查同其他疾病一样，通常包括以下几部分。

（1）对病史的详细询问：这点很重要，医生在详细询问病史的过程中，会发现对诊断有利的蛛丝马迹，来佐证医生对诊断的推断。

（2）对病变部位的检查：这是了解病变情况的必要检查，病人要尽可能配合医生，尽管检查可能导致短暂的不适，但是有助于医生全面了解病变的局部或全身情况。

（3）必要的化验检查：主要包括入院常规检查项目、针对骨结核的检查项目及为排除诊断的鉴别诊断项目，如血常规、肝肾功能、C反应蛋白、红细胞沉降率、痰检及免疫检查（如结核菌素皮肤试验或 γ - 干扰素释放试验）等。有些项目在诊疗过程中还需要多次检查。

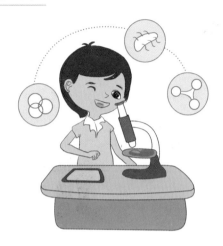

请相信医生检查的动机和目的，积极配合，不要自以为是。

（4）辅助检查：包括胸部及病变部位的 X 线检查、CT 扫描及磁共振（MRI）检查、B 超检查、心电图检查、肺功能检查等。

（5）其他检查：如果有脓肿，可根据情况，抽取脓液进行细菌涂片、培养检查等。

如果并发有其他疾病如心脏病、糖尿病等，医生还要追加对应的检查。

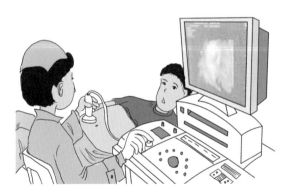

总之，医生会根据对病史的询问、结合必要的检查措施后判断疾病情况，确认是否为骨关节结核，病情程度如何，制订治疗

措施，提出对日常生活的建议。

需要注意的是，不是每一个骨关节结核病人的检查都是一样的，检查的项目需要医生综合判断。

21. 骨结核病灶一定要穿刺活检吗？

骨结核病灶的穿刺活检，可以从结核病灶中取得病灶标本，用于骨结核的诊断，同时还可以检测病人是否耐药，来指导骨结核的治疗。

骨结核病灶的穿刺活检可能会导致窦道形成、结核杆菌播散，因此，病人是否需要进行骨结核病灶的穿刺活检最好还是遵从医生的建议。

一般而言，对于那些已经通过其他方法诊断清楚的病人，可以不做穿刺活检；而对于那些诊断不明确，甚至不能排除肿瘤的病人，穿刺活检进行病理学以及细菌学等检查，可以尽早明确诊断。

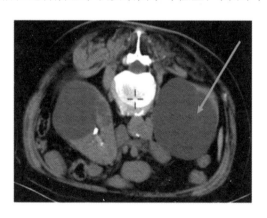

22. 穿刺活检的方法有哪些？

目前骨结核病灶的穿刺活检主要有三种方法。

（1）脓肿直接穿刺：如果在骨结核病灶中形成了明显的脓肿，脓肿在体表可见，可通过查体确定脓肿的范围，这样就可以直接穿刺抽脓取得标本。

（2）超声引导下脓肿穿刺：大部分骨结核病人脓肿形成不是特别明显，不能通过直接查体确定脓肿范围，这种情况下就可以通过 B 超定位或在 B 超引导下穿刺抽脓。因为 B 超对于脓肿范围的判断是比较敏感的，可以提供穿刺点及进针深度，提高穿刺的成功率。

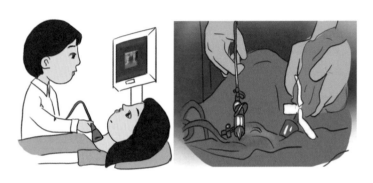

（3）CT 引导下穿刺活检：对于脓肿不能进行体表定位，以及脓肿范围不能通过 B 超确定范围的骨结核病人，可以选择在 CT 引导下穿刺活检。

CT 分辨率高，可以明显区分各部分骨结核病灶。CT 引导下穿刺时可以显示穿刺针的位置，这样就能准确地进行骨结核病灶穿刺，从而取得需要的标本。由于 CT 有高的分辨率，结核病灶周围的组织器官与神经、血管等都能清楚显示，因此能提高穿刺操作的安全性。

在对骨结核病人进行穿刺的同时，可以放置引流管，进行脓肿引流，这样在诊断的同时也可以进行治疗。

23. 如何确诊骨结核？

骨结核确诊的建立必须满足以下两条中的一条。

（1）符合细菌病原学诊断标准。

（2）病理学诊断标准。

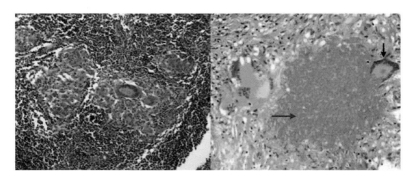

其他任何检查措施都不能达到确诊的要求。比如 CT、MRI 等只能提供影像学诊断；临床医生结合病史、体格检查、实验室检查（除外细菌与病理）、影像学检查可做出临床诊断。

临床上，多数病人都停留在临床诊断阶段，只有手术病人、穿刺活检检查的病人才有可能得到确诊。

但是，即使病人进行了手术或者穿刺，也有部分病人不能达到确诊的标准，这一比例占 30% ～ 50%。

24. 怎样看 PPD 皮肤试验结果？

结核菌素（纯蛋白衍生物）（PPD）皮肤试验阳性反应是一种结核特异性变态反应，对结核分枝杆菌感染有肯定的诊断价值。PPD 皮肤试验主要用于少年和儿童结核病诊断，对成人结核病诊断只有参考价值，它的阳性反应仅表示有结核分枝杆菌感染，并不一定患病，PPD 皮肤试验呈强阳性者，常提示人体内有活动性结核。PPD 皮肤试验对婴幼儿的诊断价值比成年人大，因为年龄越小，自然感染率越低，而年龄越大，结核分枝杆菌自然感染机会越多，PPD 皮肤试验阳性者也越多，因而诊断意义也就越小。

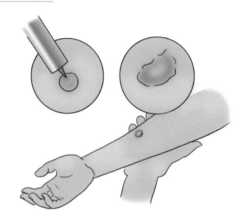

25. PPD 皮肤试验的结果判断标准是什么？

PPD 的用量：第一次试验液为每 0.1ml 中含有 0.000 1mg。OT 一般第一次使用 1：10 万倍稀释液，以防发生严重的皮肤及全身反应。常规消毒后将试验液注射于前臂屈侧皮内，48 ～ 72 小时观察结果，如 48 小时结果看不清，应以 72 小时的结果为准，注意局部有无硬结，不可单独以红晕为标准。

（1）阴性（-）：受试部位无红晕硬结。

（2）可疑（±）：受试部位有针眼大小的红点或稍有红肿，硬结直径 <5mm。

（3）阳性：+ ～ ++++。

+：受试部位红晕及硬结直径为 5 ～ 9mm。

++：受试部位红晕及硬结直径为 10 ～ 19mm。

+++：受试部位红晕及硬结直径 ≥ 20mm。

++++：除出现红晕硬结外，局部出现水疱及坏死。

26. 骨结核病原学检查有哪些？

病原学检查需要获得骨结核的病灶标本，获取方法包括脓肿穿刺，骨病灶的穿刺活检和切开手术。获取的脓液或组织标本的体积不少于 1ml。

（1）抗酸染色涂片：获得结果需要 1 天，阳性率约 20%。

（2）结核分枝杆菌培养：获得结果需要 2 ～ 4 周，阳性率约 50%。

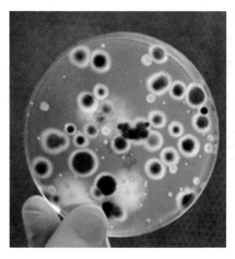

（3）药物敏感性试验（简称"药敏试验"）：需要在结核分枝杆菌培养阳性的基础上开展，可获得所有抗结核药品的体外药敏试验结果，需 6 周左右，是目前指导临床用药的金标准。具体包含的药品种类与各医疗机构的实验室设备有关。

培养阴性则无法进行药敏试验。

27. 结核分枝杆菌的分子生物学检测是什么？

就是通过分子生物学技术发现结核分枝杆菌特异性的 DNA 片段以明确诊断，目前推荐的技术是 Gene Xpert MTB/RIF 检测，用时短，准确度高。

Gene Xpert MTB/RIF 检测所需脓液或组织最少约 1ml。在获得结核病诊断的同时，还可以判断是否存在利福平耐药，获得结果通常需要 1 天时间，阳性率可达到 75% 以上。

但检查费用较高。

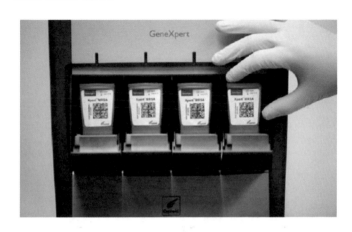

28. 骨结核病理学检查重要吗？

病理诊断是骨结核诊断金标准之一。

标本获取方法：病理学检查需要获取病灶的组织标本，如结核特异性的干酪样坏死组织，肉芽组织或二者的混合组织。获取标本的途径包括术前的穿刺活检和开放性手术，获得的标本需要放置在福尔马林中固定后送检，对于标本体积没有特殊要求。

目前骨结核的病理诊断主要是依据形态学变化。通过病灶获取的组织标本经过固定、切片、染色，在显微镜下观察，由病理科医师做出最终诊断。

但在骨结核中，能够获得病理学诊断的不足 70%。

29. 脊柱结核需要跟哪些疾病进行鉴别？

脊柱结核可以和许多类似疾病混淆，需要进行鉴别诊断。

脊柱结核通常需要和以下几类疾病相鉴别。

（1）脊柱退行性病变。

（2）腰椎间盘突出症。

（3）强直性脊柱炎。

（4）化脓性脊柱炎。

（5）布鲁杆菌性脊柱炎。

（6）脊柱肿瘤。

脊柱结核鉴别诊断主要依靠临床症状、辅助检查等手段。了解各种鉴别的意义何在，懂得不同的鉴别方法适用于哪些病程和病情，才能更有效地进行脊柱结核鉴别诊断。

30. 脊柱结核与脊柱退行性变如何鉴别？

脊柱退行性病变常见于颈椎和腰椎，表现患处慢性疼痛或并有所属神经根受累表现。

X线片椎间隙狭窄，邻近椎体上、下缘硬化发白或有唇样增生改变，椎旁无软组织改变。

MRI检查表现可有水肿、脂肪变和骨质硬化，但信号多均匀。

病人体温正常，无结核中毒症状，红细胞沉降率正常。

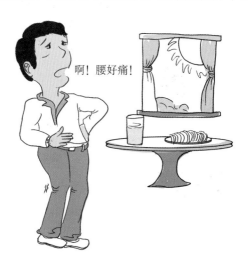

啊！腰好痛！

31. 脊柱结核与椎间盘突出症如何鉴别？

腰椎间盘突出症无全身症状,主要是腰痛和(或)坐骨神经痛,咳嗽时疼痛加重。

X 线片上可见腰椎侧弯,生理前凸减少或消失,无骨骼破坏,患侧直腿抬高试验阳性,但是病人红细胞沉降率和体温均正常。

CT 或 MRI 扫描发现突出的髓核。

32. 脊柱结核与强直性脊柱炎如何鉴别？

强直性脊柱炎也可有类似脊柱结核的表现。

但强直性脊柱炎均有骶髂关节炎症,没有全身中毒症状。

X 线片看不到骨破坏与死骨,胸椎受累后会出现胸廓扩张受限等临床表现需鉴别。

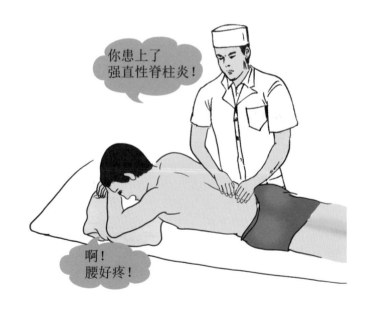

33. 脊柱结核与脊柱肿瘤如何鉴别？

脊柱结核 CT 扫描以碎片型最为常见，同脊柱肿瘤，特别是与溶骨性肿瘤常有相似之处，故应结合临床资料综合分析，脊柱肿瘤多见于中老年人，疼痛逐日加重，X 线片可见骨破坏累及椎弓根，但椎间盘少累及，椎间隙多正常，一般没有椎旁软组织块影。CT 扫描，如椎旁扩大阴影中，有钙化灶或小骨碎片时，有助于脊柱结核的诊断，脊柱肿瘤骨破坏边界不清，少有死骨，椎旁软组织肿块局限且无钙化影。尽管如此，CT 有时还是无法鉴别脊柱结核和脊柱肿瘤。

骨肿瘤尤其是转移癌存在原发灶，且转移灶具有特异性的影像学表现，通过 CT、MRI、发射型计算机断层扫描（ECT）或正电子发射计算机断层显像（PET-CT）等影像学检查基本可以鉴别；原发骨肿瘤需要通过穿刺活检获取病理学诊断后才能与骨结核完全鉴别。

34. 脊柱结核与化脓性脊柱炎如何鉴别？

化脓性脊柱炎较少见，多发生于青壮年，男性多于女性，儿童与老年人也可发病但很少。

发病部位主要为腰椎，其次为胸椎和颈椎。

病原菌以金黄色葡萄球菌为主，其他如链球菌、白色葡萄球菌、铜绿假单胞菌（绿脓杆菌）等也可致病。

畏寒、高热、神志不清、昏迷、呕吐、腹胀等急性全身中毒症状或亚急性表现。

腰部剧痛、不能翻身、呻吟不安。体检中棘突压痛、局部叩痛及脊柱僵直。

椎管内神经根刺激征象如节段性放射痛、肌痉挛等。

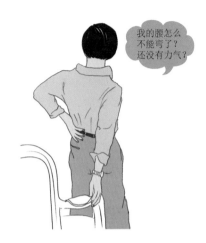

35. 鉴别脊柱结核与化脓性脊柱炎时要注意什么?

(1) 注意发病年龄、性别、部位。追问发病前有无疖、痈、扁桃体炎或泌尿系统炎症病史,有无脊柱或椎间盘手术史或开放性损伤史。

(2) 详细询问和观察起病过程,有无畏寒、高热、神志不清、昏迷、呕吐、腹胀等急性全身中毒症状或亚急性表现。

(3) 特别注意局部症状,有无腰部剧痛、不能翻身、呻吟不安。体检中有无棘突压痛、局部叩痛及脊柱僵直。

(4) 有无椎管内神经根刺激征象如节段性放射痛、肌痉挛等。有无肢体瘫痪。

(5) X 线片表现有无椎体骨质疏松,边缘是否模糊不清,椎间隙有无变窄,以及椎体硬化、椎间骨桥形成及椎体融合情况。

(6) 血白细胞计数及分类,红细胞沉降率及血、脓液细菌培养。

36. 脊柱结核与布鲁杆菌性脊柱炎如何鉴别?

布鲁氏菌(布鲁杆菌)病(Brucellosis)是布鲁杆菌引起的急

性感染性传染病。布鲁杆菌性关节炎 (Brucellar arthritis) 是布鲁氏菌病的一部分。

布鲁杆菌为小的革兰氏阳性菌，通过动物传染给人。国内以牛、羊为主要传染源。病菌存在于病畜的组织、尿、乳液、胎儿中。布鲁氏菌病多有放牧史，尤其是牧羊史，或皮肤存在破损时接触过羊、牛等的粪便或胚胎等，血液布鲁杆菌凝集试验阳性可以鉴别。

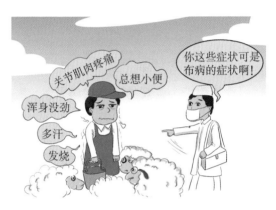

布鲁氏菌病可以是急性、自限性疾病，关节痛延续数天，关节炎持续数周后消退，无后遗症。

也可是慢性、感染性疾病。需要用抗生素治疗。

血培养一般是阳性。慢性病例的血培养阳性率 <10%，而骨髓培养血清学试验中最常用的是凝集试验。

酶联免疫吸附试验可能更精确。

补体结合试验常用来诊断慢性布鲁氏菌病。

急性布鲁氏菌病病人的血培养的阳性率较高。

37. 骨关节结核与化脓性感染如何鉴别？

化脓性细菌感染导致的骨感染多有肺部感染、败血症、泌尿系感染或消化道感染病史，多数病例起病急骤，可伴高热，用抗生素后缓解，转为慢性者可出现骨质破坏表现，白细胞多增高，C 反应蛋白可升高至 100mg/L 以上，通过血液培养找到致病菌可以与结核相鉴别。

临床上常见的化脓性骨感染细菌为金黄色葡萄球菌和大肠埃希菌，随着社会老龄化加剧和糖尿病发病率增高，肺炎克雷伯菌及真菌感染亦不鲜见。

骨结核一般起病缓慢，初期多为午后低热，白细胞一般正常，红细胞沉降率和 C 反应蛋白升高没有化脓性感染显著，进一步鉴别诊断仍然有赖于病灶中发现结核分枝杆菌。

38. 慢性滑膜炎可能是关节结核吗？

可能。以慢性滑膜炎为表现的关节疾病很多，需要和关节结核鉴别诊断。常见的包括类风湿关节炎、化脓性关节炎、创伤性滑膜炎和色素沉着绒毛结节性滑膜炎等，较少的还有滑膜骨软骨瘤、剥脱性骨炎等。单纯临床表现和化验、影像学检查有时很难鉴别，延误病情治疗就很被动，并且不同疾病治疗方案明显有别，甚至相背，因此须进行关节穿刺、滑膜活检、关节镜检查等以早期明确诊断。

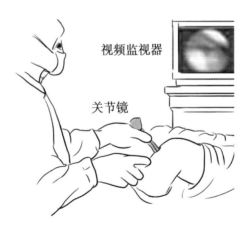

视频监视器

关节镜

39. 最常用的抗结核药品有哪些？

最常用的抗结核药品主要有以下几类。

（1）异烟肼：是单一抗结核药品中杀菌力，特别是早期杀菌力最强的药物。

（2）利福平：对巨噬细胞内外的结核分枝杆菌均有快速杀菌作用，特别是对细菌群有独特的杀菌作用。

（3）吡嗪酰胺：具有独特的杀菌作用，主要作用于巨噬细胞内酸性环境中的 B 菌群。

（4）乙胺丁醇：口服易吸收。不良反应为视神经炎。

（5）链霉素：对巨噬细胞外碱性环境中的结核分枝杆菌有杀灭作用。

（6）抗结核药品固定剂量复合制剂。

40. 抗结核药品的国际通用名是怎样的？

名称	英文	缩写
异烟肼	isoniazid	INH(H)
利福平	rifampicin	RFP(R)
吡嗪酰胺	pyrazinamide	PZA（Z）
乙胺丁醇	ethambutal	EMB(E)
链霉素	streptomycin	Sm
利福喷丁	rifapentin	Rft
利福布汀	rifabutin	Rfb
对氨基水杨酸	para-aminosalicylic acid	PAS
阿米卡星	amikacin	Am
卷曲霉素	capreomycin	Cm
丙硫异烟胺	prothionamide	Pto
环丝氨酸	cycloserine	Cs
左旋氧氟沙星	levofloxacin	Lfx
莫西沙星	moxifloxacin	Mfx
利奈唑胺	linezolid	Lzd

WHO 提倡用的基本药品有异烟肼（INH），利福平（RFP），吡嗪酰胺（PZA），链霉素（Sm），乙胺丁醇（EMB）。

41. 骨结核病一定要使用抗结核药品治疗吗？

是的。骨结核病的本质是骨骼和肌肉组织感染结核分枝杆菌，必须通过抗结核药品抑制结核分枝杆菌繁殖、杀灭结核分枝杆菌。

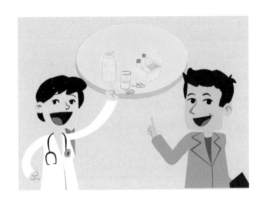

42. 骨结核使用的抗结核药品和治疗肺结核的一样吗？治疗原则是否也一样？

骨结核与肺结核使用的药物相同，都称为抗结核药品。

治疗原则都是"早期、联合、适量、规律、全程"。

43. 抗结核药物分为一线药品和二线药品是怎么回事？

医生把临床上使用了几十年，已经被证实的疗效好、不良反应较小的 4 种抗结核药品（异烟肼、利福平、盐酸乙胺丁醇和吡嗪酰胺）称为一线药品，其他药品全部归为二线药品。

44. "结核分枝杆菌耐药"是怎么回事？为什么会出现耐药的情况？

当某种抗结核药物对结核杆菌无效时，我们就认为结核分枝杆菌已经对该种药物产生了耐药。随意停药和更改治疗方案是导致耐药的最常见原因。

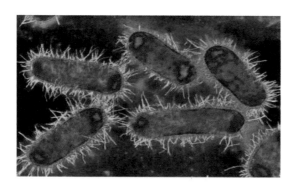

45. 为什么有些骨结核病人的抗结核药品治疗方案不一样？

因为病人的年龄、体质量、伴随疾病、结核分枝杆菌耐药情况、是否有药物过敏等条件不同，医生综合考虑这些条件制订的治疗方案也可能不一样。

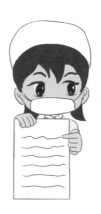

46. 抗结核药品有什么常见不良反应？如何避免或减轻不良反应？

不同抗结核药物的不良反应也不完全相同，但总的来说最常见的不良反应主要有肝肾功能损伤、药物过敏反应、神经炎、关节疼痛、骨髓抑制等。病人只要严格遵守医嘱进行规律复诊，医生通过病人的描述和化验检查就能及时发现药物不良反应，并且能够及时提供建议和治疗。

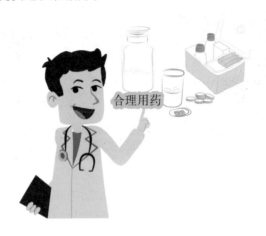

合理用药

47. 骨结核需要服用多久的抗结核药品？

成人通常为 12 ~ 18 个月，儿童为 12 个月；如果存在抗结核药品耐药，则有可能延长到 18 ~ 24 个月。

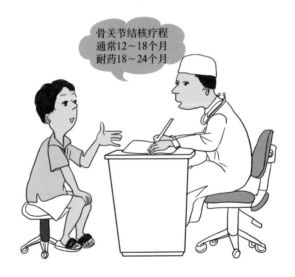

骨关节结核疗程
通常12~18个月
耐药18~24个月

48. 抗结核药品的不良反应有哪些？

（1）药物过敏反应：药物热、药疹等，极少数病人可能对链霉素产生过敏性休克。

（2）毒性反应：①异烟肼、利福平、吡嗪酰胺对肝脏有一定毒性。因此服药的同时建议同时服用保肝药品：常用的有水飞蓟宾葡甲胺片，双环醇等。②吡嗪酰胺还可引起关节痛及血清尿酸增高。若尿酸高于正常值或出现关节疼痛，建议同时服用降尿酸药物缓解，如苯溴马隆、别嘌醇、非布司他等。③乙胺丁醇可引起视力障碍等。④链霉素对听力、前庭功能和肾脏有一定毒性。⑤丙硫异烟胺、对氨基水杨酸、利福平可引起胃肠反应。

此外，利福平使用较大剂量间歇给药方法时还可出现流感综合征、紫癜、腹痛和哮喘等。

抗结核药品在医生指导下使用其不良反应大多数对身体影响不大，是安全的。但也有个别病人出现比较严重的不良反应，所以在使用药品的过程中应与医护人员密切配合，及时反映用药后的身体不良反应情况，按照医生意见对发生的不良反应给予及时有效的处理，保证完成治疗疗程，最终达成治愈结核的目标。

49. 服用结核药物出现关节疼痛正常吗？需要注意什么？

早期抗结核药品需要联合、规范服用，通常是利福平、异烟肼、乙胺丁醇、吡嗪酰胺联合用药，部分病人出现肾功能损伤，尿酸增多，其中吡嗪酰胺最容易引起尿酸增多，过多的尿酸，没有通过小便排出，在体内滞留于肌肉、关节，形成疼痛。通常强化抗结核治疗 4 个月后停用吡嗪酰胺，尿酸逐步恢复正常，疼痛缓解。当疼痛时可口服非甾体抗炎药抗炎镇痛，也可借助促尿酸排泄药物（小苏打、苯溴马隆等），并多饮水排尿，少食用富含高嘌呤的食物降低血尿酸。

50. 服用抗结核药品出现末梢麻木正常吗？需注意什么？

一线药品利福平、异烟肼、乙胺丁醇、吡嗪酰胺联合用药是抗结核的治疗原则之一。乙胺丁醇、异烟肼可引起末梢神经炎，从而出现末梢麻木。出现麻木时，不要惊慌，单纯药品引起麻木，可用甲钴胺辅助缓解。若麻木来源于神经压迫，需要关注，需联系医生，帮忙判断麻木原因，必要时手术予以解除麻木。

51. 中医怎么治疗骨结核？

中医学认为分清标本虚实是"骨痨"正确治疗的前提。先天不足、脾失健运、肾亏髓空为发病之本，浊痰凝聚、风寒侵袭、筋骨损伤为发病之标。本病初始为寒，久而化热，肉腐为脓，后期则虚火灼津，阴虚内热，又因病久耗伤气血，且长期窦道不愈，而致气血两亏。因此，在本病不同的发展时期，疾病的证候不同，治疗原则也不尽相同。在骨结核早期，病人表现为关节或脊背隐痛，活动不利，劳累加重，中医辨证"寒痰凝滞"，应治以"温经散寒，化痰通络"。在骨结核起病数月后，脓肿初起，关节肿胀疼痛逐渐明显，可伴有午后低热、颧红、盗汗，此时中医辨证"阴虚内热"，应治以"滋阴清热，和营脱毒"。当寒性脓疡已成，但尚未溃破时，病人病变部位漫肿明显，疼痛加重，神疲乏力，面色晦暗，精神萎靡，食欲不振，低热消瘦，此时中医辨证"正虚邪实"，应治以"补气温阳托毒"。在骨结核后期病人出现关节畸形，肌肉萎缩，形体消瘦，精神萎靡，面色无华，盗汗、失眠、心悸等表现，中医辨证"肝肾亏虚"或"气血两亏"，应当予以"补肾健脾，益气养阴"治疗。总之，中医对骨结核的治疗是因人而异，因时而异，因证而异的，通过调节脏腑功能，平衡气血阴阳，以达到扶正祛邪的治疗目的。

52. 中医中药在骨结核治疗上优势是什么？

现代医学治疗骨结核主要是依靠异烟肼、利福平、乙胺丁醇、吡嗪酰胺等抗结核药品来杀灭结核分枝杆菌，但同时也会引起很多的不良反应。传统中医药的优势并不是直接地杀灭细菌，而是根据病人的不同体质和证型进行辨证施治，通过调整体内脏腑气血的阴阳、寒热、虚实的失衡，提升病人自身脏器的功能和免疫力，以扶正来达到祛邪的目的。同时也可以有效地减轻或治疗抗结核药品引起的诸如肝功能损伤、胃肠道不适等的不良反应。因此中西医结合治疗可以相得益彰，更好地提高疗效。

53. 骨关节结核需要住院治疗吗？

骨关节结核是一种可以导致机体功能丧失或降低的慢性疾病，早期诊断和治疗非常重要。

由于骨关节结核诊断和治疗复杂，诊断困难，治疗困难，治疗时间长，疗效差，这些特点决定了骨关节结核需要早期住院治疗。

在发现不适或出现症状后，建议及早到医院就诊。如果在综合性医院难以诊断明确，则建议尽快到结核病专业机构就诊，以便尽快明确诊断，早期治疗。

由于骨关节结核治疗的时间较长，建议在强化期最好能住院规范治疗，这对以后的治疗非常有好处。

54. 为什么要我住院时间那么长？

无论是脊柱结核还是关节结核，都属于慢性病的范畴，治疗时间是比较长的，通常是 12 ～ 18 个月，有些病人比如耐药骨关节结核治疗时间要 24 ～ 36 个月，甚至更长时间。

当然并不是说患了骨关节结核就需要住院这么长时间，但开始治疗的第 1 个月，建议在医院强化治疗；如果需要手术，可能还要住院 1 个月左右。出院后也需要每个月都去医院复查。

因此，作为骨关节结核病人，一定要正确认识这个疾病，有充足的心理准备，要有耐心。

55. 骨关节结核的治疗原则是什么？

骨关节结核是全身结核病在骨关节系统内的局部表现，结核分枝杆菌对骨关节的破坏性很强，若延误治疗可出现骨关节不可逆的活动功能丧失，故应坚持早期诊断、早期治疗、联合用药，且要有足够长的疗程，要将药物治疗同手术治疗有机地结合起来，以取得治疗的最佳效果。

治疗上必须遵循"早期、联合、适量、规律、全程"10字原则。

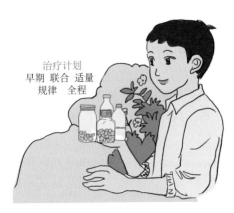

治疗计划
早期 联合 适量
规律 全程

早期：早诊断、早治疗，早期治疗有利于疾病的恢复，更有助于减少排菌病人对周围人的传染风险。

联合、适量：由于结核分枝杆菌是一种很容易产生耐药的细菌，所以抗结核治疗需要多种药品联合使用，既能增强疗效，缩短治疗时间，又可避免耐药产生。同时为防止产生严重不良反应，影响疗效，必须遵循医嘱服药，药量是医生根据病人的年龄、体质量来计算的，自己不能擅自增加或减少药量。

规律、全程：指的是要在结核病专科医生指导下用药治疗，只有规律用药才能有效杀灭结核分枝杆菌；如果治疗不规律，间断用药，容易造成耐药，治愈率将大幅度降低。在服用抗结核药品2～3周后，临床症状缓解或消失，但是仍然有少部分结核分枝杆菌存活，这个时候千万不能自作主张停药，只有坚持用药治疗满疗程才有可能充分杀灭体内的结核分枝杆菌，取得治疗的成功，减少复发的风险。

56. 抗结核治疗重要吗？

骨关节结核是全身结核的一部分，抗结核治疗是最重要的治疗方法。

抗结核治疗的根本目的是杀灭体内的结核分枝杆菌，以彻底消灭结核分枝杆菌对人体的损害。但结核杆菌是比较顽固的，要彻底杀灭它也是比较困难的，结核分枝杆菌还可以通过休眠、变异等来逃避抗结核药物。

因此，骨关节结核病人必须遵从医嘱，规范治疗，才能彻底杀灭结核分枝杆菌，彻底治愈疾病。

57. 脊柱结核哪些情况需要手术？

脊柱结核是否需要手术，要看是否具有手术治疗的指征，尽管脊柱结核在规范治疗中，大部分病人不需要手术，但出现下列问题时，还是需要积极手术。

（1）保守治疗效果不佳，病变仍有进展。

（2）病灶内有较大块死骨或寒性脓肿。

（3）窦道经久不愈。

（4）骨质破坏严重，脊柱不稳定。

（5）出现脊髓和马尾神经损害症状，或截瘫。

（6）严重后凸畸形。

手术治疗原则：在术前 3～4 周，规范的抗结核治疗，控制混合感染，术中彻底清除病灶，解除神经及脊髓压迫，重建脊柱的稳定性，术后继续完成规范化疗。

58. 骨结核都必须手术吗？

不是。有些病人的病变程度还不需要外科手术介入，有些病人的身体条件太差无法耐受手术。

59. 骨结核接受手术的目的是什么？

清除死骨、炎性坏死组织、脓液，解除对脊髓或神经的压迫，矫正严重畸形，重建脊柱或关节的稳定性。

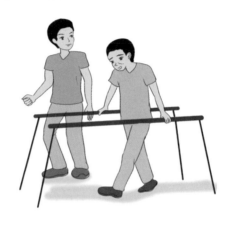

60. 什么情况下骨结核需接受手术治疗？

专业且有经验的医生会根据骨结核造成的骨质破坏、瘫痪、疼痛、畸形及脓肿大小的严重程度，结合抗结核药品治疗的效果综合考虑是否需要手术并制订手术方案。

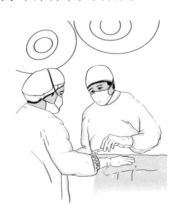

61. 为什么骨结核病人的手术方案会不一样?

因为骨结核病人具体的病变部位、骨质破坏程度、畸形程度、脓肿流注范围、并发脊髓或神经损伤程度等可能都不一样。

62. 什么是术前宣教?

手术前医生会向病人介绍疾病的基础情况,尤其对于手术适应证、手术目的、手术方案、手术后并发症等相关情况做出详细阐述。如果有难以理解的部分可以同医生交流。总之,充分放松,解除焦虑情绪,配合医护人员治疗是手术前重要的准备工作。

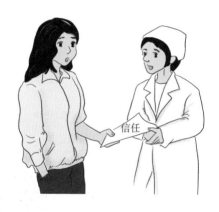

63. 手术前准备的器具有什么?

在手术前医生会按照手术部位与病情特点,为病人准备手术相关器具。

胸腹绑带适用于胸椎、腰椎相关部位手术病人。

颈托支具适用于颈椎手术病人。

三角悬吊支具适用于肩关节及肘关节手术病人。

髋膝关节手术病人依据病情准备防旋鞋、行走支架。

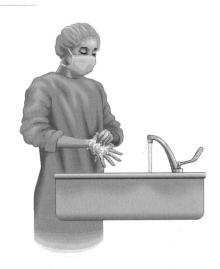

64. 手术前皮肤如何准备？

平时注意个人卫生，手术前保持手术区域周围 10～15cm 清洁。

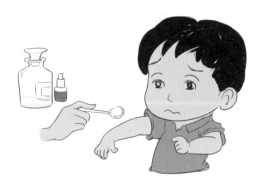

65. 手术麻醉方法有哪些？

（1）局部麻醉：是以手术区域为中心注射药品麻醉，特点是病人全程清醒状态，麻醉持续时间较短，适合局部的小型手术，手术期间病人可与手术医护人员言语沟通，术后 4 ～ 6 小时后痛觉恢复。

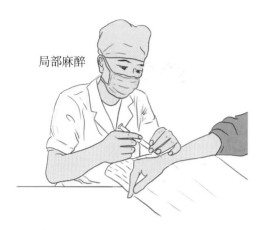

局部麻醉

（2）神经阻滞：利用 B 超或者其他相关设备准确定位神经，给予定向麻醉，镇痛效果较好。与局部麻醉类似，病人全程清醒，适合四肢的手术麻醉，手术期间可与手术医护人员言语沟通。

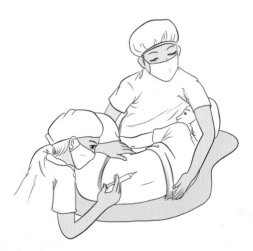

（3）全身麻醉：麻醉医生利用药品与呼吸机，达到全身麻醉

的效果，手术过程中病人没有疼痛感。

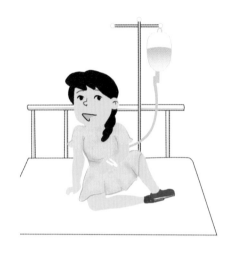

66. 手术后骨质缺损需要修补吗？

医生们把对骨质缺损的修补称为植骨。如果骨质缺损会影响骨骼功能或强度就必须植骨，反之则可不植骨。

67. 植骨都使用什么材料？

植骨根据材料可分为自体骨植骨、异体骨植骨和人工合成骨植骨三大类，有时还需要一些钛或钽合金材料进行辅助。

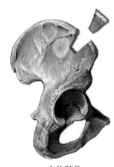

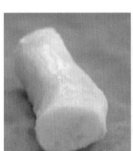

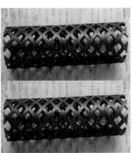

| 自体髂骨 | 同种异体骨 | 钛笼 |

68. 什么是脊柱内固定？

脊柱结核病人接受手术后脊柱出现结构不稳定，身体里置入钛合金制成的螺钉并以棒（板）连接加强脊柱的稳定性，即内固定。内固定可以保证植入体内的骨质位置稳固且更容易生长，避免出现脊髓、神经和血管的损伤。

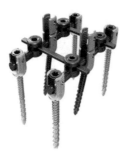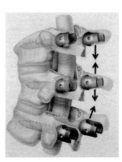

69. 什么是关节融合术？

关节融合术就是将结核病灶清除彻底后，让关节两端的不同骨头生长（融合）成"一块骨头"，但为了保证融合成功率往往需配合外固定的支架或支具。

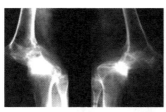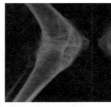

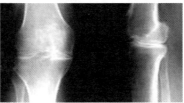

70. 关节结核可以做人工关节置换吗？

如果抗结核药品治疗超过 6 个月且效果较好，则可以通过人工关节置换术改善关节活动功能，医生应对骨结核和人工关节置换术均有丰富的经验。

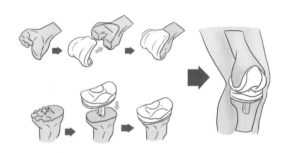

71. 髋、膝关节结核可以做人工关节置换吗？

关节结核，以关节滑膜及关节周围软组织结核为主，骨破坏较少，骨软骨破坏不严重，活动受限不明显的，一般可通过关节病灶清除、置管冲洗，术后抗结核治疗治愈。

关节骨质破坏较多，软骨破坏，关节腔大量脓肿、肉芽坏死组织，关节畸形，关节功能活动障碍，严重影响行走，甚至不能行走等情况可以行人工关节置换手术。但是，关节置换如同翻修房屋，若地基和屋顶严重破损，房屋翻修难度也较大。关节骨质严重破坏，影响到关节的"地基"和"天花板"，需要大量植骨，且关节假体与骨干端连接少，关节周围韧带稳定结构少，关节置换难度较大，术后很容易发生关节松动或病理性骨折，再"翻修"概率大。对于不能进行关节置换的严重关节结核，可以行病灶清除后关节融合术，这样即使关节不能活动也能解决走路问题。

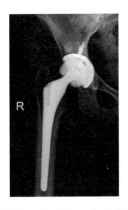

右髋关节结核，行右人工全髋关节置换术

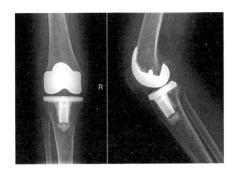

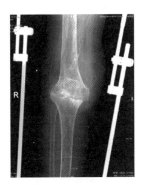

右膝关节人工全膝关节置换术

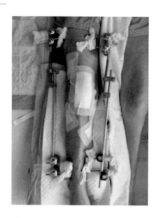

膝关节结核行结核病灶清除融合术

72. 关节结核人工关节置换是结核活动期置换好，还是等结核分枝杆菌杀灭后的陈旧性关节结核置换好？

静止期置换：手术风险小，结核复发率低，符合既往的医疗常规。但是，关节畸形严重，关节韧带挛缩，粘连，僵硬。关节置换手术难度大大增加，也不同程度影响关节置换后的效果。

活动期置换：既往担心活动期置换结核分枝杆菌会继续破坏骨组织导致关节置换后松动、感染不易治愈。但是，病人可以缩短治疗疗程，减少痛苦。行人工关节置换手术也比陈旧性的关节结核容易。

关节普通细菌化脓性感染期是人工关节置换的禁忌证，但是结核分枝杆菌在人体内生长缓慢，代时（细菌分裂数量倍增所需时间）为 24 ～ 36 小时，是普通细菌代时的 60 倍。国内外专家从感染机制方面对活动期关节假体植入进行一定的研究，提示结核分枝杆菌无菌毛、鞭毛、荚膜等黏附"配体"，对金属材料表面黏附能力较弱，同时抗结核药品对假体表面的结核分枝杆菌有同等杀灭效果，为髋、膝关节结核甚至活动期髋、膝关节结核进行人工关节置换提供了理论依据。随着人工关节材料工艺的进步和关节手术技术的提高，国内许多专家进行了结核感染期的人工关节置换，都获得了非常好的临床疗效。但在不能确定是否有结核分枝杆菌感染；有混合感染；有窦道形成，软组织条件差；耐药结核分枝杆菌感染；其他部位活动结核病灶未能有效控制；有其他人工关节置换禁忌证等情况时还是不宜手术。

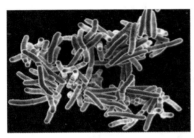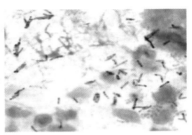

在抗酸染色及荧光染色下可见结核杆菌无菌毛、鞭毛、荚膜等黏附配体

73. 骨关节结核可以进行微创手术吗？

国内外都在提倡微创手术，也出现了许多微创器械和微创技术。骨科的关节镜技术及脊柱椎间孔镜技术都是微创方法。关节镜如同胃镜一样，既可以用来检查疾病，又可以用来治疗疾病。对于并非严重的全关节结核的，以关节腔内滑膜病变或少量骨破坏为主的关节结核，可以做关节镜下病灶清除达到有效的治疗。对于脊柱单节段结核骨质破坏较轻，破坏局限于椎间隙或少许累及终板（相当于房子天花板与地板），通过椎间孔镜下病灶清除联合置管冲洗引流治疗临床效果较好。

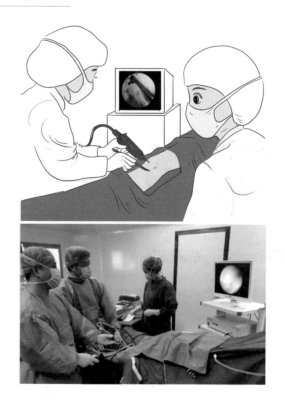

74. 骨关节结核病人饮食方面有哪些需要注意的问题？

（1）骨结核病人应该如何进食？

①饮食原则：高热量、高蛋白质、高维生素、充足的矿物质、多饮水。

②多吃优质蛋白质食物，如牛奶、鸡蛋和瘦肉，每日尽量食用 1 个鸡蛋、150g 肉（包含畜类、禽类、鱼类），奶及奶制品 300g。

③多吃蔬果，深色蔬菜营养价值高于浅色蔬菜，且可促进食欲，深色蔬菜应占蔬菜摄入量的 50% 以上。

④每日食用适量坚果和大豆，一般为 25 ～ 35g。

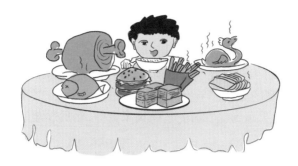

（2）饮食方面有哪些注意事项？

①少吃含嘌呤高的食物，避免尿酸升高，如肉汤（可以吃肉汤里的肉）、海鲜等。

②抗结核化疗初期，应不吃以前未食用过的异体蛋白食物，防止出现过敏症状。

③用药期间，尤其是使用异烟肼治疗的病人，不吃组胺含量高的鱼如沙丁鱼、秋刀鱼、金枪鱼、鲣鱼等青皮红肉的海水鱼，特别是不新鲜的鱼，避免引起中毒反应。

④结核病人在使用抗结核药期间，不宜用牛奶送服药品，也不宜用茶水送服药品，否则会妨碍药物的吸收，甚至降低药效。奶制品应与抗结核药品间隔 2 小时以上。

⑤禁酒、少吃或不吃油炸、油腻、刺激性的食物。

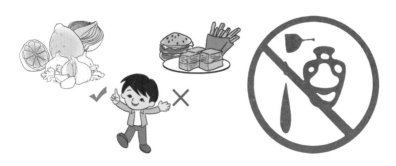

（3）手术前后饮食需要注意些什么？

①手术前遵医嘱禁食水，手术后遵医嘱可以进食时，一般先少喝点温水，没有腹部不适后可以进食。

②在术后初期及病人食欲差时，可以选择易消化吸收且营养成分含量较高的流食、半流食，如蒸蛋羹、酸奶、馄饨、小水饺、松软的蒸食、果蔬汤、鱼肉汤类、菜肉米粥等，然后逐渐过渡到软饭、普通饭。

③术后暂不食用牛奶、豆浆、高糖食物等易引起胀气的食物和难消化食物。家属应注意，给术后病人烹调食物时，宜清淡，采用蒸、煮、炖的方法，使食物柔软易消化，且尽量做到色香味俱全。

75. 骨结核病人卧床期间应注意哪些问题？

（1）脊柱结核病人卧位及翻身时的注意事项有哪些？

①脊柱结核病人卧床休息是非常必要的！由于脊柱的病变，导致脊柱的稳定性差不能负重，所以需卧床休息，避免脊柱进一步损伤压迫脊髓导致截瘫的发生。病人卧床休息床垫要软硬适中。

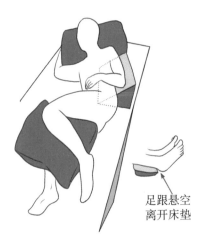

足跟悬空
离开床垫

②翻身时要轴线翻身（病人头、颈、肩、腰、髋在一条直线

上）。侧卧位时身体与床面呈 30°角，避免受压皮肤受损，后背可垫 30°楔形翻身垫。避免由于长时间卧床导致受压皮肤损害，翻身时间间隔小于 2 小时。

（2）卧床病人的皮肤护理需要注意些什么？

①大便失禁病人排便后用温水或温和的清洁剂清洗皮肤，臀部皮肤可涂抹皮肤保护剂。

尿失禁病人可留置导尿管，避免潮湿导致的皮肤损伤。

②高热病人出汗后，及时用温水清洁皮肤，避免汗渍引起病人不适及导致的皮肤保护性屏障降低，从而引起皮肤的损伤。

③长期卧床病人的皮肤骨隆突受压处，可用透明贴膜保护。

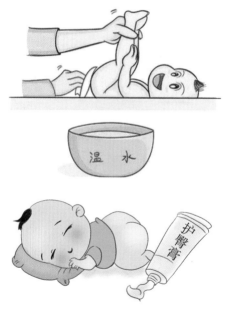

④皮肤护理时要特别注意

● 皮肤压红处禁止按摩，避免局部皮肤进一步损伤。

● 预防压力性损伤不使用环状物做减压工具，避免局部皮肤组织缺血。

- 忌用力擦洗，保护皮肤完整性。
- 皮肤潮湿部位不使用爽身粉，避免皮肤干燥。

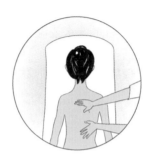

76. 骨结核病人疼痛时应注意哪些问题？

（1）疼痛评估是怎么回事？

疼痛评估能更准确地判定疼痛特征，便于选用最恰当的治疗方法和药物，同时，在治疗过程中，可以随时监测疼痛程度的变化，及时调整治疗方案。一旦出现疼痛，主管医生和责任护士会根据病人的疼痛情况进行全面评估，并制订出止痛治疗方案。常用的评估工具是疼痛评估脸谱。

▶ 请选择最能描绘出您疼痛程度的脸谱告诉医生

疼痛评估脸谱

0：无痛

1～3：轻度疼痛（睡眠不受影响）

4～6：中度疼痛（睡眠受影响）

7～10：重度疼痛（严重影响睡眠）

（2）缓解疼痛的方法有哪些？

① 卧位舒适，翻身时动作轻柔，避免体位不适及翻身牵拉引起疼痛。

② 术后病人咳嗽时，双手按压住切口周围皮肤，减轻切口张力及胸壁振动，避免加重疼痛。

转移注意力，如听音乐，与人交谈。

遵医嘱按时应用镇痛药品。

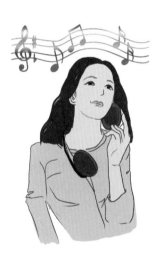

（3）应用镇痛药品会成瘾吗？

事实上，对于疼痛病人，遵医嘱合理使用镇痛药是非常安全有效的，也不用担心药品成瘾问题。不及时止痛会引起一系列生理变化，影响治疗。

(4) 镇痛药品会影响伤口愈合吗？

不会影响伤口愈合。镇痛药品治疗有助于局部组织应激反应症状缓解，是有利于伤口恢复的；胸部术后病人伤口给予充分镇痛后，有利于有效的咳嗽、咳痰，可避免肺部感染的发生；充分镇痛也有利于病人按要求完成功能锻炼，促进病人的康复。

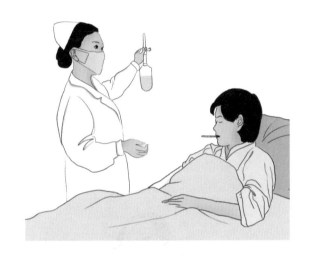

77. 静脉血栓栓塞症的预防措施有哪些？

（1）什么是静脉血栓栓塞症？

静脉血栓栓塞症包括深静脉血栓和肺栓塞。血液在深静脉内凝结成血凝块，就形成了深静脉血栓，常见于双下肢，尤其是左下肢多见，病人初期没有任何症状的，容易被忽略，逐渐发展会引起下肢疼痛、肿胀、静脉曲张、皮肤变色或者温度升高等。如果血栓从下肢静脉脱落，流到肺部堵塞肺动脉，就形成了肺栓塞。肺栓塞可能导致死亡。所以也把深静脉血栓栓塞症称为"沉默的杀手"。手术、卧床、限制活动等都是骨结核病人易发生静脉血栓栓塞症的危险因素。

(2) 深静脉血栓栓塞症的预防方法包括哪些？

①基础预防。

②物理预防。

③药品预防（医生指导）。

④物理＋药品联合预防（医生指导下）。

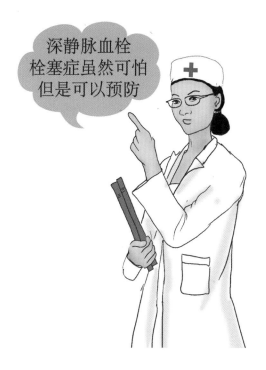

深静脉血栓
栓塞症虽然可怕
但是可以预防

（3）骨结核病人怎么做好基础预防？

要做：①运动；利用空余时间抬高双足；②保持良好的饮食习惯；③保证足够饮水量。

不要做：①久站；②袜子及袜口过紧；③鞋子过紧；④腿部碰撞挤压；⑤吸烟；⑥油腻食物；⑦过量咖啡因。

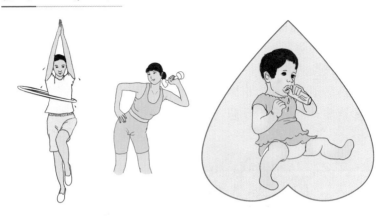

（4）踝泵运动怎么做？

大角度地勾足尖（向上勾足，让足尖朝向自己）：

①向下踩（让足尖向下）。

②在最大位置保持 10 秒左右，然后放松。

③以踝关节为中心，足趾做 360°绕环，保持最大幅度绕环。

④ 10 秒 / 次，10～30 次 / 组，至少 8 组 / 日。

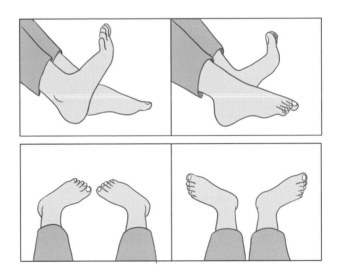

（5）抗血栓梯度压力袜怎么穿？

穿戴步骤和方法（膝长型）如下。

①将手伸入梯度压力袜中直至足跟部。

②抓住梯度压力袜后跟中央将梯度压力袜翻出至足跟部位。

③将足伸入梯度压力袜内并提至足跟处，注意将足跟对准梯度压力袜后跟处。

④将梯度压力袜向上拉到底，使之包绕足踝和小腿。

78. 脊柱结核病人应该如何进行康复？

术前病人需进行呼吸功能锻炼。

第一练习腹式呼吸，如图所示。

腹式呼吸法

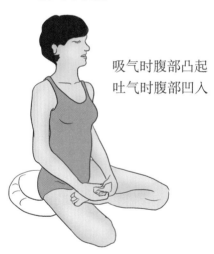

吸气时腹部凸起
吐气时腹部凹入

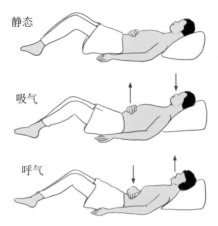

静态

吸气

呼气

要　领
思想集中　全身放松
先呼后吸　吸鼓呼瘪
呼时经嘴　吸时经鼻
细呼深吸　不可用力

每次训练5～7次
每次做5～15分钟

第二练习有效咳嗽：进行深呼吸，在最大吸气末屏气片刻，然后进行爆发式咳嗽。即咳嗽在深呼吸后进行，这样可使痰液从气道深部向大气道移动，而后咳出。

第三，如果胸椎结核病人需要行开胸手术，那么术前最好行吹气球练习。

方法：先深吸一口气，对着气球口慢慢吹，直到吹不动为止。

强调：不在于吹得快，也不在于吹得多，只要尽量把气吹出就可以。

除了呼吸锻炼外，术前建议病人练习并适应在床上大小便，因为脊柱结核手术均为全身麻醉手术，术后需要佩戴导尿管，术前适应床上大小便可以尽早拔出尿管，保证大小便通畅，预防泌尿系感染，术后可以尽早排气、进食，预防腹胀等不适。

脊柱结核病人由于术后长期卧床，需进行功能锻炼来防止肌肉萎缩、下肢静脉血栓等发生。术后的康复运动分为主动锻炼和被动锻炼，顾名思义，主动锻炼是指病人独立完成的功能锻炼，而被动锻炼指完全截瘫或不全截瘫的病人，在家属或护理人员的帮助下做的功能锻炼，应鼓励病人进行主动锻炼，那么锻炼的方式有哪些呢？

术后第一日可以开始床上进行上、下肢的锻炼。

上肢锻炼如下。

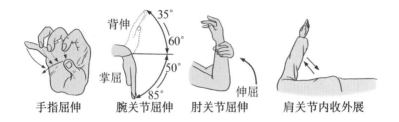

手指屈伸　　腕关节屈伸　　肘关节屈伸　　肩关节内收外展

同时病人可以在平卧时做双手抓床头的动作，4 个动作每日 3 组，每组 30 次左右。

下肢锻炼分以下几种。

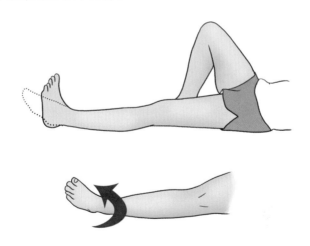

踝关节屈伸及旋转运动：麻醉恢复后可进行大限度踝部运动，踝泵运动使下肢肌肉收缩，挤压深部静脉，促进血液循环，防止

双下肢深静脉血栓，减轻身体水肿。

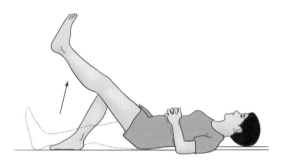

直腿抬高运动：防止神经根粘连，身体平卧，两腿伸直，将病人下肢抬起，不断提高抬腿高度，病人应自己掌握抬腿方法，进行主动练习。

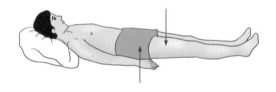

股四头肌及臀肌锻炼：尽最大力量绷紧大腿，同时下压膝关节。同样腿贴住床面躺在床上，以收缩方式绷紧臀部。术后 24 小时即可在床上进行，防止下床活动时双腿无力。

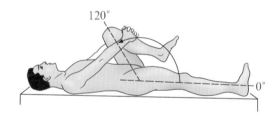

膝关节屈伸运动：可增加关节肌肉力量，避免影响以后的下

床行走。

以上 4 组训练每日 3～4 组，每组 20～30 次，每一动作坚持 5～10 秒，因人而异，循序渐进。

脊柱结核病人何时可以坐起、何时可以下床活动呢？根据手术方式的不同，病人下床的时间有所不同。对于植骨选择为钛笼植骨的病人，可术后 2 周开始佩戴支具下床活动，大块自体骨植骨或异体骨植骨的病人，根据复查情况需 4～6 周开始活动，少数病人可能需要 2～3 个月后开始下床活动。

下床活动应注意哪些呢？

（1）首先需佩戴支具，如颈托或者胸腰椎护具，建议佩戴支具 3 个月。

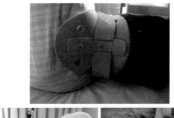

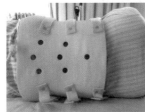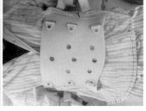

胸腰椎护具的佩戴

（2）早期下床活动时间不宜过长，负重不宜过多。注意循序渐进，不可操之过急。

（3）如功能锻炼后感到腰部或双下肢肌肉酸痛，应停练几天或适当减量，症状好转后再从头开始，逐渐增加锻炼强度。

（4）保持正确的站立、行走、坐立及劳动姿势，保持颈部或腰部直立，经常变换体位，避免长时间一个姿势，避免慢性劳损的发生。

术后 6 周到术后半年逐步恢复日常活动，术后半年可适当增加体育锻炼，如慢跑等，不可进行剧烈的对抗性运动。

79. 关节结核的病人应该如何进行康复？

（1）应根据病人病情选择病人体位，避免不正确的体位和姿势所导致的畸形；维持肢体功能位，减少关节挛缩、变形、肢体失用或畸形的发生率。

①肩关节：外展 45°，前屈 30°，外旋 15°

②肘关节：屈曲 90° 左右

③腕关节：背屈 20° ～ 30°

④髋关节：前屈 65° ～ 70°，外展 10° ～ 20°，外旋 5° ～ 10°

⑤膝关节：前屈 5° 或伸直 180°

⑥踝关节：屈 5° ～ 10°

（2）髋关节结核病人：

①保持患侧肢体功能位，成年人术后外展牵引，维持患髋屈曲 5° ～ 10°，外展 40° ～ 45°，儿童采用单、双髋人字石膏固定在以上位置。

②术后及早行膝、踝关节的屈伸和足部活动，给予患肢肌肉按摩。

③关节融合术病人术后 3 个月可扶拐下床行走，逐步进行负重行走锻炼。

（3）膝关节结核病人：

①术后 1 周之内进行踝关节和足部活动。

②术后 1 周练习股四头肌等长收缩，防止股四头肌粘连、萎缩、伸膝无力。如无禁忌，应左右推动髌骨，防止髌骨与关节面粘连。

③术后 2 周练习抬高患肢和膝关节的屈伸活动。

④ 4～6 周外固定解除后进行膝关节屈伸的锻炼，扶拐不负重行走。练习下蹲，增加膝关节活动度，增强下肢肌力，直至负重行走。

（4）踝关节结核病人：

①术后早期练习膝关节、跖趾关节和趾间关节活动。

② 3 个月外固定去除后，练习踝关节的背伸和跖屈运动，再逐步练习下床行走。

（5）肘关节结核病人：

①术后早期练习握拳、伸指及腕关节的各种活动。

②术后第 2 天早期开始练习肩关节各种活动。

③成形术病人 4～6 周后去除外固定。

④术后第 3 天开始练习被动肘关节屈伸活动。

（6）肩关节结核病人：①术后早期练习握拳、伸指及腕、肘关节的各种活动。②术后第 3 天开始练习肩部前屈、后伸。范围和幅度由小到大，据病人的一般状况和体力而定，无不良反应再逐渐扩大范围和幅度。③关节融合病人 3～4 个月拆除外固定后，全面练习肩关节活动。如肩关节内收、外展、内旋、外旋、前屈、后伸、上举活动，日常生活中要求用患肢刷牙、夹菜、系裤带等，发挥患肢功能。④晚期全关节结核行病灶清除，肩关节融合在外展 $40°$、前屈 $30°$ 和外旋 $25°$ 功能位，术后用颈腕吊带或外展架固定 3～6 个月。⑤单纯病灶清除术病人术后 2～3 天开始早期功能锻炼。

（7）腕关节结核病人：①术后固定腕关节于功能位，即屈肘 $90°$，前臂中立位，腕关节背伸 $20°$，拇指对掌位。②术后尽早指导病人握拳，充分伸屈五指，以练习手指关节和掌指关节活动及锻炼前臂肌肉的主动收缩。练习肩关节和肘关节的各项活动。③术后 3～4 周进行腕关节背伸、桡侧偏斜活动和前臂旋转活动的练习。④外固定解除后，充分练习腕关节的屈伸、旋转和尺侧、桡侧偏斜活动。如以双手掌相对练习腕背伸,双手背相对练习掌屈。也可利用墙壁或桌面练习背伸和掌屈。

80. 出院需要复查吗?

骨结核病属于慢性感染性疾病,治疗时间长,骨骼愈合后参与负重、功能恢复时间长,所以出院后规律的复查是非常有必要的。

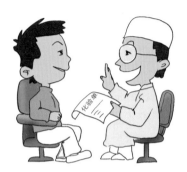

选择专业医疗机构,与固定医生联系复查。

检验:血常规、肝肾功能、红细胞沉降率,C 反应蛋白。

检查:依据发病部位、手术情况,完善对应部位的 CT、MRI、B 超检查。

手术后的病人需要每个月返回门诊进行相关复查,了解病情恢复情况。如果复查有明显异常的指标建议每隔 2 周再次复查。

81. 如何判断骨结核是否治愈?

皮肤愈合,无红肿,无分泌物。

局部无压痛,可以负重活动。

临床医生对影像学及相关检验指标做出综合判断。

82. 骨结核术后复发如何处理?

骨结核复发的高危因素:高龄、基础免疫力低、饮食营养水平低、没有规范的康复训练、提前停药、未按期复查、获得性耐药、手术相关原因等。

骨结核复发后如何处理?自觉不适后应主动减少不必要的活动,保持发病部位的清洁,与医生联系复查,给予调整治疗方案,或再次手术处理复发情况。